Purnima Baidya

A glucose salivar como instrumento de diagnóstico laboratorial na diabetes

Purnima Baidya

A glucose salivar como instrumento de diagnóstico laboratorial na diabetes

ScienciaScripts

AGRADECIMENTOS

A Academia de Ciência e Tecnologia do Nepal (NAST), Katmandu, financiou este projeto de investigação e foi uma grande admiração fazer parte dela. Gostaria de agradecer à NAST por me ter dado a oportunidade de realizar este estudo. Através do projeto, tive a oportunidade de aprofundar os meus conhecimentos e adquirir muita experiência. Não há palavras para descrever o quanto estou grato ao nosso Chefe do Departamento Central de Microbiologia, Kirtipur, TU. Recebi também um apoio e uma ajuda contínuos e incomensuráveis do Sr. Himal Sapkota, Diretor, e de Sabina Subedi, membro do corpo docente da Faculdade de Ciências Médicas. Estou igualmente grato a todos os meus participantes por me terem disponibilizado o seu precioso tempo para recolher as amostras.

Muito obrigada ao meu marido, Sr. Deepak Kr. Shrestha, que me apoiou desde o início dos meus estudos. Muito obrigada por todo o apoio e pelos vossos comentários. Por último, mas não menos importante, gostaria de exprimir a minha sincera gratidão ao meu pai, Sr. Kedar Man Baidya, à minha mãe, Sra. Sharada M. Shrestha, e às minhas irmãs, Dra. Pooja Baidya, Poonam Baidya e Dra. Malika Baidya, bem como a Kshitiz M. Pradhan, que sempre me motivaram e são a minha fonte constante de inspiração e encorajamento em todas as etapas da minha vida.

RESUMO

A saliva oferece maior flexibilidade, rentabilidade, conveniência e é menos invasiva em comparação com a recolha de amostras de soro e urina, diminuindo drasticamente o desconforto associado à recolha de sangue e as questões de privacidade associadas à recolha de urina ection. Neste caso, trezentos participantes distribuídos por três grupos: controlos, diabetes mellitus tipo I e diabetes mellitus tipo II, cada um composto por 100 participantes, foram incluídos na investigação e a glicose foi estimada por um método GOD-POD no soro em jejum e na saliva não estimulada. Observou-se que a concentração de glucose salivar não estimulada na diabetes mellitus tipo I e na diabetes mellitus II era extraordinariamente mais elevada (p= 0,001, p= 0,013 respetivamente) do que nos controlos. Assim, a partir deste estudo, pode concluir-se que a concentração de glucose salivar não estimulada em jejum pode ser utilizada como um diagnóstico não invasivo, bem como uma ferramenta de monitorização para avaliar o estado glicémico de doentes com diabetes mellitus.

Palavras-chave: Controlos, diabetes mellitus tipo I, diabetes mellitus tipo II, saliva, soro

ÍNDICE

ABREVIATURAS

GCF: Gingival crevicular fluid

GOP: Glucose oxidase

HIV: Human immunodeficiency virus

PNS: Parasympathetic nervous systems

POD: Peroxidase

SNS: Sympathetic nervous systems

CAPÍTULO 1

INTRODUÇÃO E OBJECTIVOS

1.1 INTRODUÇÃO

Os procedimentos laboratoriais de diagnóstico mais utilizados envolvem a análise dos constituintes celulares e químicos do soro, plasma e/ou sangue total, mas vários outros fluidos biológicos são também utilizados para o diagnóstico de doenças em simultâneo e a saliva oferece algumas vantagens distintivas. A saliva total pode ser recolhida de forma não invasiva e por indivíduos com formação limitada, não sendo necessário qualquer equipamento especial para esta recolha (1). O diagnóstico de doenças *através da* análise da saliva é potencialmente útil para crianças e adultos mais velhos, uma vez que a recolha do fluido está associada a menos problemas de conformidade em comparação com a recolha de sangue. Uma análise mais aprofundada da saliva pode constituir uma abordagem rentável para o rastreio de grandes populações (2).

A saliva é o fluido presente na cavidade oral e é sintetizada separadamente por cada par de glândulas, tais como a parótida (3), a submaxilar/sublingual (4), a palatina (5) e as glândulas mais pequenas (6, 7). Pertence a um grande grupo de fluidos da mucosa e tem uma função mútua, ou seja, humedecer a superfície do corpo e protegê-la, tal como outros fluidos como a lágrima, o muco nasal, o muco brônquico, o muco gástrico, o muco do cólon, o plasma seminal, o muco cervical e o suor, exceto no que se refere a outros processos específicos e essenciais, como a troca de gases, a ingestão de nutrientes e a excreção de produtos residuais. Principalmente, a proteção do tecido epitelial contra os efeitos nocivos externos é meramente conseguida pelo movimento físico das secreções glandulares exócrinas que prendem mecanicamente e removem eficazmente muitos microorganismos e compostos potencialmente nocivos. Além disso, estes tecidos são também susceptíveis a todos os tipos de ataques químicos, mecânicos e microbianos (4, 8-10).

A saliva pode ser considerada como saliva específica da glândula e saliva total (saliva mista). A saliva específica das glândulas pode ser recolhida diretamente de glândulas salivares individuais: parótida, submandibular, sublingual e glândulas salivares menores. As secreções das glândulas salivares submandibulares e sublinguais entram na cavidade oral através do ducto de Wharton, pelo que a recolha separada de saliva de cada uma destas duas glândulas é difícil (2).

A recolha e avaliação das secreções de cada uma das glândulas salivares são principalmente úteis para a deteção de patologia específica da glândula, *ou seja,* infeção e obstrução (4). No entanto, a saliva completa é mais frequentemente estudada quando a análise salivar é utilizada para a avaliação de perturbações sistémicas (11).

A saliva total é uma mistura de fluidos orais e inclui secreções das glândulas salivares maiores e menores. Para além da saliva, podem ser recolhidos vários constituintes de origem não salivar, como o fluido gengival crevicular, secreções brônquicas e nasais expectoradas, soro e derivados do sangue de feridas orais, bactérias e produtos bacterianos, vírus e fungos, células epiteliais descamadas, outros componentes celulares e restos de alimentos, com ou sem estimulação (12).

Geralmente, a saliva é recolhida por estimulação gustativa, *ou seja,* aplicação de citrato na língua do indivíduo (4). Esta estimulação afecta obviamente a quantidade de saliva; no entanto, as concentrações de alguns constituintes e o pH do fluido também são afectados. A saliva não estimulada é recolhida sem estimulação gustativa, mastigatória ou mecânica exógena. A taxa de fluxo salivar não estimulada é mais afetada pelo grau de hidratação, mas também pela estimulação olfactiva, exposição à luz, posicionamento do corpo e factores sazonais e diurnos. As duas melhores formas de recolher a saliva total são o método de drenagem, no qual se deixa escorrer a saliva do lábio inferior. Outra é o método de cuspir, em que o sujeito cospe a saliva para um tubo de ensaio ou um frasco (2).

Além disso, a saliva contém glucose, aminoácidos e lípidos como o colesterol e o mono/diacilglicerol (13). Pode ser útil para o diagnóstico de distúrbios hereditários, doenças auto-imunes, doenças malignas e infecciosas, e distúrbios endócrinos (11), bem como na avaliação dos níveis terapêuticos de medicamentos e na monitorização do consumo de drogas ilícitas (1).

Atualmente, a importância clínica das determinações químicas na saliva está a aumentar. Tem sido utilizada para monitorizar várias concentrações de fármacos (2), para medir anticorpos e antigénios (14) e para testes de diagnóstico dinâmicos (15). Embora a saliva possa ser obtida separadamente a partir de várias glândulas salivares (3-5, 7), estas técnicas devem ser efectuadas por técnicos, porque a participação de cada grupo de glândulas na composição da saliva total é muito variável, pelo que o estudo da saliva total é atualmente preferido (5).

A diabetes mellitus é classificada com base na etiologia em tipo I, tipo II, outros tipos específicos e diabetes gestacional (16). A diabetes mellitus de tipo II é a forma mais comum de diabetes, caracterizada pela disfunção das células 0 em segregar quantidades adequadas de insulina, particularmente após as refeições, ou pela resistência periférica à insulina (17). As complicações sistémicas a longo prazo são a doença microvascular, a doença macrovascular e a neuropatia. As manifestações orais incluem gengivite, periodontite, xerostomia, disfunção das glândulas salivares, aumento da suscetibilidade a infecções, cáries, abcessos periapicais, perda de dentes, diminuição da capacidade de usar a prótese dentária, alteração do paladar, líquen plano e síndrome da boca ardente (18).

A fisiopatologia da complicação da diabetes é complexa, com uma progressão heterogénea, e pode afetar a cavidade oral *através de* numerosos mecanismos. A homeostase de uma cavidade oral e a saúde dos tecidos orais é uma função da saliva, tanto a composição como o fluxo da saliva podem ser alterados na diabetes para aumentar a suscetibilidade a doenças orais (15). É importante salientar que a hiperglicemia leva à glicação dos lípidos, proteínas e ácido nucleico. Uma acumulação de produtos finais de glicação avançada altera as propriedades estruturais e funcionais dos tecidos para modificar as funções dos múltiplos tipos de células, a sua matriz extracelular e a interação entre elas (19). A membranopatia diabética, que afecta a permeabilidade da membrana das glândulas salivares, resulta numa maior percolação de alguns componentes, como a glicose, aumentando os seus níveis na saliva. As infiltrações gordurosas das glândulas salivares podem levar à diminuição da taxa de fluxo salivar na diabetes (20).

Os métodos tradicionais de investigação da diabetes mellitus são invasivos e física e psicologicamente traumáticos para o doente. Assim, é essencial um procedimento não invasivo, simples e indolor como a estimativa da glucose salivar. Toda a saliva contém substâncias produzidas localmente e também componentes séricos que podem ser utilizados para o diagnóstico de uma variedade de doenças sistémicas e para a compreensão das suas manifestações orais (21). Entre todos os parâmetros salivares, a glucose parece estar mais intimamente relacionada com o ambiente oral num doente com diabetes tipo II (22). A glucose é uma pequena molécula que se difunde através das membranas dos vasos sanguíneos, passando do plasma sanguíneo para o fluido gengival, através do sulco gengival, e atinge a saliva (15). O aumento da glicemia no paciente com diabetes tipo II pode causar níveis mais elevados de glicose salivar com a consequente perda da homeostase e maior suscetibilidade a doenças na cavidade oral (3).

1.2 OBJECTIVOS

Objetivo geral:

Relacionar a glucose salivar com a glucose sanguínea

Objectivos específicos:

Determinar a glucose salivar e a glucose no sangue nos controlos

Determinar a glucose salivar e a glucose no sangue na diabetes mellitus tipo I

Determinar a glucose salivar e a glucose no sangue na diabetes mellitus tipo II

Descobrir a associação da glicose salivar entre pessoas controladas e diabéticas (tipo I, tipo II)

CAPÍTULO 2

REVISÃO DA LITERATURA

A saliva é um fluido biológico claro, ligeiramente ácido e complexo, composto por secreções das glândulas salivares major (extrínsecas) e das glândulas salivares minor (intrínsecas) que se distribuem por toda a cavidade oral, incluindo a ponta da língua (23, 24). Estas glândulas salivares são compostas por células epiteliais especializadas, e a sua estrutura pode ser dividida em duas regiões específicas: a região acinar e a região ductal. A região acinar é onde é gerado um fluido e onde ocorre a maior parte da síntese e secreção de proteínas (25, 26). As glândulas salivares maiores incluem as glândulas parótidas, submandibulares e sublinguais, enquanto as glândulas salivares menores, que incluem as glândulas bucais, linguais e palatinas, das quais existem centenas, estão contidas na submucosa da mucosa oral e algum fluido crevicular gengival (27). Em geral, as glândulas salivares humanas produzem diariamente cerca de 1 - 1,5 L de saliva serosa (rica em água) e mucinosa, combinando água, sais e uma abundância de moléculas do sangue e proteínas salivares na cavidade oral para dar origem à saliva integral multi-constituinte (23).

A secreção salivar contínua que reveste as estruturas orais provém maioritariamente do fluido da glândula submandibular, rico em muco. A secreção parotídea sobrepõe-se dramaticamente a esta quando estimulada, fornecendo bicarbonato para tamponar os produtos ácidos ingeridos e amilase para limpar os alimentos ricos em amido que aderem às estruturas orais através da digestão. O tipo e a intensidade do estímulo evocador determinam a taxa de fluxo de saliva e, por conseguinte, a sua composição relativa. O movimento transepitelial de cloreto impulsiona a produção de fluidos e electrólitos em consequência da estimulação (28). A saliva segregada pelas glândulas principais difere em composição, mas o mecanismo pelo qual este fluido é segregado é altamente conservado (1).

O fluxo salivar está sob controlo direto e indireto tanto do sistema nervoso parassimpático (SNP) como do sistema nervoso simpático (SNS). A inervação do SNP é feita *através dos* nervos cranianos; especificamente, as glândulas parótidas são inervadas pelo nervo glossofaríngeo (NC IX) *através* do gânglio ótico. O nervo facial (NC VII) fornece inervação do SNP às glândulas salivares submandibulares e sublinguais através do gânglio submandibular. A entrada do SNP aumenta drasticamente após a ingestão de alimentos, provocando a libertação de saliva serosa das células serosas/acinares. A entrada do SNS nas glândulas salivares maiores faz-se *através de* fibras na região T1-T3 e resulta num aumento da saliva rica em mucina das células mucosas. A estimulação simpática dramaticamente aumentada pode levar à redução do fluxo salivar e à secura da boca. Curiosamente, a composição histológica das principais glândulas extrínsecas difere dramaticamente, com as glândulas parótidas maiores contendo apenas células serosas e contribuindo com cerca de 25% da saliva total, as glândulas submandibulares. Estas são responsáveis por aproximadamente 70% da produção salivar total, contêm células serosas e mucosas em partes iguais e, finalmente, as glândulas sublinguais contêm principalmente células mucosas e são responsáveis por apenas 5% da produção salivar total (29, 30).

É necessário manter o pH oral acima de 5,5 para evitar a dissolução do sal de cálcio do esmalte, levando à erosão dentária. O pH salivar normal varia entre 5,75 e 7,00, podendo aumentar até 8,00 quando a secreção é estimulada. As proteínas salivares, o fosfato e os bicarbonatos contribuem para o pH. As proteínas, sendo em grande parte ionizadas, têm uma influência menor e o fosfato é o principal fator determinante do pH no estado de repouso da saliva. A saliva permanece supersaturada com fosfato de cálcio, cuja concentração se relaciona inversamente com o pH. A entrada de bicarbonato ultrapassa a manutenção do pH aquando da estimulação da secreção salivar (31, 32). Isto ajuda a combater o insulto ácido de bebidas, sumos, efluxo gastro-esofágico e fermentação de alimentos por micróbios na placa dentária, drogas, fumos, etc. O ácido formado pela placa bacteriana é rapidamente convertido em bicarbonato no fluido salivar, que se decompõe rapidamente e é exalado como dióxido de carbono. Assim, evita-se que o pH desça abaixo de 5,5 e a saliva torna-se mais viscosa com a descida do pH (28).

Ao longo do tempo, foram detectadas na saliva mais substâncias e factores de origem sanguínea, aumentando o seu repertório de analitos. No entanto, a saliva é composta principalmente por água (95 - 99,4%) e vários minerais, electrólitos, hormonas, enzimas, imunoglobulinas, citocinas e outros componentes cuja abundância depende da glândula a partir da qual é segregada. A saliva total não é um fluido homogéneo, mas é constituída por secreções de várias fontes, predominantemente das glândulas extrínsecas, mas também por fluidos das glândulas intrínsecas, secreções de células epiteliais e fluido crevicular gengival. Os capilares sanguíneos, que passam através das glândulas salivares, facilitam a entrada de analitos da circulação sistémica na saliva (1, 29, 30). Vários componentes da saliva total são mostrados na figura 1.

Muitas hormonas esteróides na circulação, como o cortisol, estão predominantemente ligadas a grandes proteínas, como a globulina de ligação aos corticosteróides e a albumina. Isto impede a entrada rápida de grandes quantidades de esteróides através das membranas celulares, o que, de outro modo, levaria a uma estimulação inadequada dos receptores de esteróides. Isto explica porque é que apenas o esteroide livre, biologicamente ativo, é encontrado na saliva. Os esteróides ligados a proteínas e sulfatados, como o sulfato de dehidroepiandrosterona, são impedidos de se difundirem diretamente através das células acinares e têm de passar através das junções estreitas entre as células acinares das glândulas salivares (33).

O papel fisiológico da saliva está sujeito ao equilíbrio entre a secreção fresca e a remoção pela deglutição. Isto determina o volume de negócios da combinação independente ou sinérgica dos constituintes (34). Os distúrbios locais e sistémicos causam diversos défices funcionais na saliva. A sua compreensão é importante no diagnóstico salivar, nas intervenções preventivas ou correctivas e na monitorização da relação com a atividade da doença. A disfunção salivar causa dificuldades na preparação de bolos e na mastigação, deglutição e perceção adequada do sabor (35).

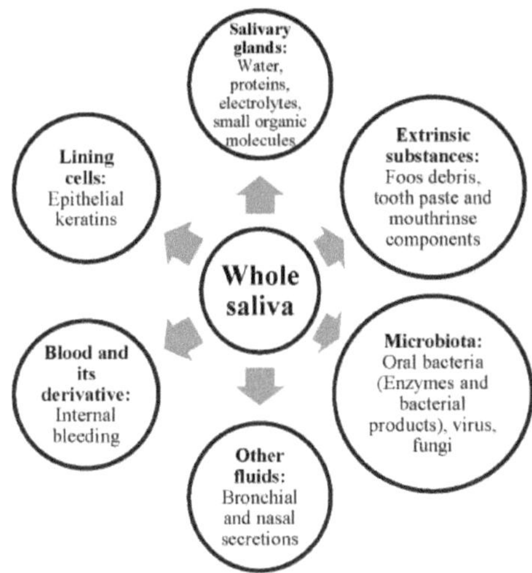

Fig. 1. Componentes da saliva total

Adotado de (1)

O envelhecimento crescente da população, a obesidade, a síndrome metabólica e o stress da vida moderna estão a aumentar a magnitude da disfunção salivar. Estes factores exigem uma melhor compreensão e abordagem. Os investigadores sobre a fibrose quística do passado podem ser recordados para uma aplicação renovada às perspectivas (36). As intervenções específicas da perturbação podem ser sugeridas a partir da elucidação da progressão gradual da transdução de sinal no acoplamento estímulo-secreção. O sistema salivar contém uma variedade de moléculas bioquímicas e respectivos receptores, por exemplo, a substância P, o neuropeptídeo K, o peptídeo intestinal vasoativo e outras hormonas intestinais, o óxido nítrico e o monóxido de carbono (37, 38). A sua ação e interação na saliva, na saúde e na doença, merecem ser elucidadas. Hábitos pessoais como fumar e beber, bem como estados de sub/nutrição, causam alterações estruturais e funcionais nas glândulas salivares (39, 40). A suscetibilidade à infeção aumentaria devido ao comprometimento da formação de óxido nítrico nos fumadores, onde a arginase activada esgota o precursor (41, 42). Embora o valor nutritivo da dieta seja importante, a seleção dos alimentos também é importante. Os alimentos integrais requerem uma maior mastigação que estimula o aumento colinérgico do fluxo salivar, melhorando o perfil funcional (43). Medicamentos que afectam a função autonómica

A utilização de taninos fenólicos para a função nervosa teria efeitos previsíveis, enquanto que outros, como os antiepilépticos, criam novos mecanismos adversos de comprometimento do mecanismo de defesa salivar (44, 45). Os taninos fenólicos dos alimentos vegetais têm uma interação e um efeito multifacetados na função da saliva. Precipitam a mucina, mas simultaneamente contribuem para a inativação de enzimas microbianas cariogénicas. A redução resultante da viscosidade melhora a lavagem e a limpeza da matéria alimentar pegajosa pela saliva (46).

A complexidade deste fluido oral é talvez melhor apreciada pela consideração das suas muitas e variadas funções (27). As funções da saliva são, em grande parte, protectoras da saúde oral, proporcionando lubrificação, manutenção da integridade da membrana mucosa, reparação dos tecidos moles, manutenção do equilíbrio ecológico, desbridamento/lavagem, agregação, antibacteriana, antifúngica, antiviral, manutenção do pH, manutenção da integridade dos dentes, etc. (47); no entanto, também tem outras funções. As tabelas 1 e 2 fornecem uma visão geral de muitas destas funções (27).

Na prática clínica, os procedimentos de diagnóstico laboratorial mais utilizados envolvem a análise dos constituintes celulares e químicos do sangue. Outros fluidos biológicos são também utilizados para o diagnóstico de doenças, e a saliva oferece algumas vantagens distintas (1). O campo do diagnóstico salivar surgiu na década de 1960, quando se verificou que os níveis de cálcio salivar estavam aumentados em doentes com fibrose quística. Nos últimos anos, o campo alargou-se a vários horizontes, incluindo a deteção de cancros, doenças cardíacas e doenças infecciosas. É também utilizado para diagnosticar infecções por VIH e na deteção dos níveis de drogas, hormonas e álcool. A maior eficácia e precisão dos biomarcadores genómicos e proteómicos estão a transformar o diagnóstico salivar numa realidade clínica e comercial (48).

Quadro 1. Funções da saliva relacionadas com a alimentação e a fala

Adaptado de (1, 49, 50, 51)

Preparação de alimentos	Ex: Água, mucinas
Digestão	Envolvido na formação de um bolo alimentar, relações entre fluxo salivar, composição e processo de deglutição. Ex: Amilases, lipase, ribonuclease, proteases, água, mucinas
Gosto	A saliva participa ativamente na perceção do sabor ao dissolver substâncias alimentares, permitindo assim a interação dos alimentos com as papilas gustativas para facilitar o paladar. Ex: Água, gustin
Limpeza	Limpa os alimentos e ajuda a engolir. Ex: Água
Balanço hídrico	Em condições de desidratação, o fluxo salivar é reduzido, a secura da boca e a informação dos osmorreceptores traduzem-se numa diminuição da produção de urina e no aumento do consumo de álcool.
Fluido/Lubrificante	Reveste os tecidos duros e moles, o que ajuda a proteger contra a irritação mecânica, térmica e química e o desgaste dos dentes. Ajuda a

facilitar o fluxo de ar, a fala e a deglutição.

Ex: Mucinas, glicoproteínas ricas em prolina, água

Tabela 2. Outras funções da saliva

Adaptado de (1, 27, 49, 50)

Antimicrobiano	Ajuda a controlar a microflora oral. Ex: Amilase específica (sIgA) e inespecífica (lisozima, lactoferrina e mieloperoxidase), complemento, defensinas, lisozima, lactoferrina, lactoperoxidase, mucinas, cistatinas, histatinas, glicoproteínas ricas em prolina, inibidor da protease leucocitária secretora, estaterina, trombospondina
Aglutinação	As aglutininas na saliva agregam as bactérias, resultando numa eliminação acelerada das células bacterianas. Ex: Mucinas, glicoproteínas da saliva da parótida
Factores de crescimento	Fator de crescimento epidérmico, fator de crescimento transformador-a, fator de crescimento transformador-p, fator de crescimento dos fibroblastos, fator de crescimento semelhante à insulina, fator de crescimento dos nervos.
Integridade das mucosas	Ex: Mucinas, electrólitos, água
Sistema de tampão	A saliva mantém um pH salivar constante, bicarbonato, iões fosfato, proteínas, ajuda a neutralizar o pH da placa bacteriana após a ingestão de alimentos, reduzindo assim o tempo de desmineralização.
Remineralização	Cálcio, fosfato, estatherina, proteínas aniónicas ricas em prolina.
Reservatório de iões	Uma solução supersaturada em relação ao mineral do dente facilita a remineralização dos dentes. A estaterina e as proteínas ácidas ricas em prolina presentes na saliva inibem a precipitação espontânea dos sais de fosfato de cálcio.
Película formação	Cerca de 0,5 urn barreira protetora de difusão fina formada no esmalte a partir de proteínas salivares e outras.
Excreção	Como a cavidade oral está tecnicamente fora do corpo, as substâncias segregadas na saliva são excretadas. Trata-se de uma via excretora muito ineficaz, uma vez que a reabsorção pode ocorrer mais abaixo no trato intestinal.

Como ferramenta de diagnóstico, está a aumentar a consciência de que a saliva é um material biológico essencial e não invasivo (1, 23, 27, 52). Oferece maior flexibilidade, rentabilidade, conveniência e é menos invasiva em comparação com a recolha de soro e urina, diminuindo drasticamente o desconforto associado à recolha de sangue e as questões de privacidade associadas à recolha de urina (23). A recolha de saliva também dispensa a necessidade de pessoal médico qualificado (1). Isto permite a recolha da amostra de uma forma sem stress, indolor e economicamente viável. A saliva tem muitas vantagens em termos de recolha, armazenamento, transporte e amostragem volumosa, podendo todos estes processos ser realizados de forma muito económica em comparação com o soro ou a urina. É também mais fácil de manusear durante os procedimentos de diagnóstico do que o sangue, porque não coagula, reduzindo assim as técnicas de manipulação para o doente ou examinandos (23, 24).

As outras vantagens da saliva como instrumento clínico em relação ao soro e aos tecidos são as alíquotas de amostra mais pequenas, a boa cooperação com os doentes, a facilidade de armazenamento e transporte, a maior sensibilidade e a correlação com os níveis no sangue (53). É um dos métodos mais fáceis de recolha de fluidos corporais, que não requer equipamento especializado. Além disso, está associado a menos queixas e é uma abordagem rentável, que é o instrumento de diagnóstico mais utilizado para o rastreio em massa. Facilita a recolha de amostras repetidas e volumosas em curtos intervalos de tempo (54). O diagnóstico de doenças *através da* análise da saliva é potencialmente valioso para crianças e adultos mais velhos, uma vez que a recolha do fluido está associada a menos problemas de conformidade em comparação com a recolha de sangue. Além disso, a análise da saliva pode constituir uma abordagem eficaz em termos de custos para o rastreio de grandes populações (1). Tendo em conta estes factores, a saliva é identificada como um potencial instrumento de diagnóstico (30, 54-56). A colheita de amostras de fluido oral é também segura tanto para o operador como para o doente. A ligação da saliva aos parâmetros bioquímicos tradicionais que aparecem no soro torna-a um instrumento interessante (57).

O papel da saliva no diagnóstico está a ganhar atenção e a sua utilização como auxiliar de investigação no diagnóstico de doenças sistémicas está a aumentar. A cavidade oral funciona como um espelho da saúde oral e doenças como a síndrome de Sjogren, a cirrose alcoólica, a fibrose quística, a sarcoidose, a diabetes mellitus e as doenças do córtex suprarrenal são reflectidas pelas variações na composição salivar. Cada vez mais, para estudos que envolvem a recolha apenas de hormonas esteróides, os participantes/doentes podem produzir várias amostras no conforto do seu ambiente doméstico (58). As amostras podem então ser armazenadas à temperatura ambiente, permitindo o transporte por correio normal e, por conseguinte, reduzindo os custos e os inconvenientes. Cada vez mais, a saliva está a ser escolhida como o meio biológico de eleição em estudos que envolvem crianças (59). A saliva também apresenta um menor risco de infeção para o pessoal técnico envolvido no processamento e análise de amostras biológicas em comparação com o sangue, devido à presença reduzida de antigénios, como o vírus da imunodeficiência humana (VIH) (58). A adesão dos doentes continuará a ser um obstáculo difícil de ultrapassar nos estudos que exigem amostras cronometradas; por exemplo, para avaliar a resposta do cortisol ao despertar, que é atualmente muito utilizada em estudos psicossociais que medem o cortisol salivar (60,61).

A saliva pode ser considerada como saliva específica da glândula e saliva total. A saliva específica da glândula pode ser recolhida diretamente de glândulas salivares individuais e de glândulas salivares menores. As secreções das glândulas salivares submandibulares e sublinguais entram na cavidade oral através do ducto de Wharton, pelo que a recolha separada de saliva de cada uma destas duas glândulas é difícil (2). Os constituintes do soro que não fazem parte dos constituintes salivares normais (i.e., fármacos e hormonas) podem chegar à saliva por várias vias. Dentro das glândulas salivares, os mecanismos de transferência incluem vias intracelulares e extracelulares. A via intracelular mais comum é a difusão passiva, embora o transporte ativo também tenha sido relatado. A ultrafiltração, que ocorre através das junções apertadas entre as células, é a via extracelular mais comum (62-64). Em contraste, uma molécula de soro que chega à saliva por difusão tem de atravessar cinco barreiras: a parede capilar, o espaço intersticial, a membrana celular basal da célula do ácino ou da célula do ducto, o citoplasma da célula do ácino ou do ducto e a membrana celular luminal (65). Os constituintes do soro também se encontram em toda a saliva devido à saída do fluido crevicular gengival (GCF). Dependendo do grau de inflamação na gengiva, o GCF é um transudado de soro ou, mais comummente, um exsudado inflamatório que contém constituintes do soro. O objetivo deste artigo é rever a literatura sobre as aplicações de diagnóstico da saliva. Os tópicos a serem abordados incluem a análise da saliva para o diagnóstico de doenças sistémicas e a monitorização dos níveis de hormonas e fármacos (1).

A saliva pode ser recolhida em condições estimuladas e não estimuladas. A saliva não estimulada é recolhida babando a saliva na boca durante um minuto e drenando-a para um recipiente estéril de diâmetro largo ou através do método de esfregaço ou de métodos de sucção. A saliva total estimulada é recolhida por ação mastigatória, ou seja, mastigar cera de parafina ou por estimulação gustativa através da aplicação de ácido acético na boca, seguida da recolha de saliva (66). A saliva estimulada tem alguns inconvenientes, uma vez que as substâncias estranhas, que estimulam a saliva, tendem a modificar o pH e a fase aquosa da secreção salivar, resultando numa secreção diluída. No entanto, é o método de eleição quando se verifica uma diminuição da secreção salivar. Recentemente, surgiram novos métodos de recolha de saliva baseados em modificações das técnicas tradicionais de expetoração (67). Oragene é uma técnica sofisticada comummente utilizada, em que são usados tampões de preservação para proteger a integridade da amostra até ao processamento e extração. Esta é a técnica mais comummente utilizada. Outros métodos de expetoração de saliva incluem o saligene, o oracol e o verofy. A saligene é uma técnica alternativa, que se baseia na técnica da divisão num copo. A técnica utiliza um tubo de recolha para o qual a saliva é expectorada até um volume pré-determinado, após o que é utilizado um êmbolo para tapar o tubo. Esta pressão liberta o tampão para a amostra, que é enviada para processamento posterior. O Oracol baseia-se na recolha de saliva através de uma zaragatoa de espuma absorvente, que recolhe 1 ml de saliva. O Oracol é utilizado no diagnóstico salivar do sarampo, VIH, hepatite A e B, papeira e rubéola. O Verofy é um método único que utiliza tiras imunocromatográficas de alta qualidade para a obtenção de resultados imediatos (68).

Os diferentes métodos de recolha de saliva podem ser classificados de acordo com a utilização ou não de estímulos. A saliva estimulada é normalmente recolhida através da indução da ação mastigatória da pastilha elástica para aumentar a taxa de fluxo salivar. Este método irá afetar a quantidade e o pH da saliva e, geralmente, é utilizado em doentes que têm dificuldade em produzir saliva suficiente. A saliva não estimulada é recolhida sem facilitação exógena e a sua taxa de fluxo é principalmente afetada pelo grau de hidratação. As três abordagens mais comuns para a recolha de saliva não estimulada são a drenagem, o cuspo e a aspiração. Antes de recolher a saliva, o indivíduo deve ser instruído a limpar a cavidade oral, enxaguando bem a boca com água para evitar a contaminação (23).

A diabetes mellitus é um grupo de doenças metabólicas que partilham a caraterística subjacente comum da hiperglicemia. A hiperglicemia na diabetes resulta de defeitos na secreção de insulina, na ação da insulina ou, mais frequentemente, em ambas (23). A hiperglicemia crónica e a desregulação metabólica que a acompanha podem estar associadas a lesões secundárias em vários sistemas de órgãos, especialmente nos rins, olhos, nervos e vasos sanguíneos. Atualmente, o diagnóstico da diabetes é feito apenas através da análise dos níveis de glicose no sangue (aleatórios, em jejum e pós-prandiais), que são métodos invasivos e física e psicologicamente traumáticos para o doente. Por conseguinte, é muito desejável um procedimento não invasivo, simples e indolor, como a estimativa da glucose salivar (69).

A glucose está presente na saliva de indivíduos normais; no entanto, o mecanismo da sua secreção ainda é obscuro. Têm sido propostas vias paracelulares e intercelulares (1), mas trata-se ainda de uma hipótese e não de uma teoria estabelecida. Muitos autores tentaram explicar o aumento do conteúdo de glucose na secreção salivar de doentes diabéticos. Lopez et al tentaram demonstrar que as glândulas salivares actuam como filtros da glicose no sangue que são alterados por regulação hormonal ou neural. De acordo com uma investigação, uma hiperglicemia persistente leva a alterações microvasculares nos vasos sanguíneos, bem como a alterações da membrana basal nas glândulas salivares (23). Isto leva a um aumento da fuga de glucose das células ductais da glândula salivar, aumentando assim o teor de glucose na saliva. Sreedevi et al comentam que a glucose é uma molécula pequena que se difunde facilmente através de membranas semipermeáveis. Assim, grandes quantidades de glucose ficam disponíveis na saliva quando os níveis de glucose no sangue estão elevados, como acontece na diabetes.

As alterações na permeabilidade, que ocorrem devido a alterações da membrana basal na diabetes, podem ser uma explicação adicional para o aumento da concentração de glucose na saliva. Está bem estabelecido que as complicações da diabetes se devem a alterações microvasculares. Foram apresentadas muitas teorias para explicar as alterações microvasculares. Em resumo, a hiperglicemia leva a um aumento dos produtos de glicosilação avançada. Estas proteínas reticuladas, como o colagénio e as proteínas da matriz extracelular, conduzem a uma alteração da membrana basal e, consequentemente, a uma disfunção endotelial. Isto altera a estrutura da microvasculatura e torna-a mais permeável. Outros produtos, como o sorbitol, o diacilglicerol e a frutose-6-fosfato, que se formam devido à hiperglicemia crónica, também levam à alteração da membrana basal, alterando as proteínas da matriz extracelular. O resultado final é uma microvasculatura com fugas e uma membrana basal com fugas (58), o que explica o aumento da passagem de glucose do sangue para a saliva na diabetes mellitus. Belazi et al propuseram que o aumento da permeabilidade da membrana basal na diabetes mellitus dependente de insulina pode levar a uma maior fuga de componentes derivados do soro para toda a saliva através das fendas gengivais. A pequena molécula de glucose pode difundir-se facilmente através da membrana basal semipermeável. Os autores atribuíram ao fluido crevicular gengival a responsabilidade pelo aumento dos níveis de glucose na secreção salivar. Isto mostra que a presença de glucose na saliva é multifatorial e que não se pode atribuir a culpa a um único mecanismo (86).

Por conseguinte, o presente estudo tem como objetivo a estimativa do nível de glicose no sangue e na saliva em participantes diabéticos e não diabéticos.

CAPÍTULO 3

MÉTODOS E METODOLOGIA

3.1 MATERIAIS

Produtos químicos e equipamentos

Os reagentes utilizados eram de qualidade analítica e as experiências foram efectuadas em água destilada. O equipamento e os reagentes GOD-POD utilizados nos ensaios desta investigação são enumerados nos apêndices.

3.2 MÉTODOS

Localização do estudo

Todas as amostras foram colhidas na School of Medical Sciences (SMS) e no Green City Hospital, em Katmandu. A normalização dos protocolos foi efectuada no Departamento Central de Microbiologia (70), T.U; Kirtipur e os testes foram analisados no SMS.

Métodos de recolha de dados

O método de investigação foi quantitativo e foram recolhidos dados primários para análise posterior.

Variáveis do estudo

Os participantes com diabetes mellitus tipo I, diabetes mellitus tipo II e contrólos (não diabéticos) foram incluídos no estudo, tendo sido recolhido o seu sangue em jejum e saliva não estimulada em jejum.

3.3 METODOLOGIA

Participantes

Trezentos participantes distribuídos por três grupos: controlos, diabetes mellitus tipo I e diabetes mellitus tipo II, cada um composto por 100 participantes com os seguintes critérios: idade (todos os grupos etários com diabetes mellitus tipo I e II), amostras de sangue em jejum e de saliva não estimulada, sem qualquer doença sistemática, medicação que não seja a diabetes mellitus tipo I e II, sem tratamento prévio para quaisquer perturbações das glândulas salivares, sem qualquer hábito de fumar e mascar tabaco e com uma tensão arterial normal e, no caso das participantes do sexo feminino, não estavam grávidas nem lactantes.

Processamento de amostras

Colheita de amostras de sangue

A amostra de sangue intravenoso foi colhida da diabetes mellitus (tipo I e II) e dos controlos utilizando o protocolo de punção venosa padrão (71).

Separação do soro

As amostras de sangue foram centrifugadas a 3000 rpm durante 10 minutos e os sobrenadantes claros foram transferidos para frascos transparentes para a estimativa da glucose (71).

Recolha de amostras salivares

Seguiu-se um procedimento modificado para a recolha de saliva, em que foram recolhidas amostras de saliva em jejum e não estimuladas de pessoas com diabetes mellitus (tipo I e II) e de controlos. Estas amostras foram recolhidas entre as 7 e as 9 horas da manhã. Foi pedido aos participantes que se sentassem na cadeira com a cabeça inclinada para a frente e que não falassem, engolissem ou fizessem qualquer movimento da cabeça durante a recolha da saliva. Em seguida, foram instruídos a cuspir a saliva num recipiente esterilizado durante um período de 5 minutos, tendo sido recolhidos cerca de 2 ml.

A saliva foi centrifugada a 3000 rpm durante 20 minutos e os sobrenadantes límpidos foram imediatamente processados para a estimativa da glucose (2).

Métodos de estimativa

Estimativa da glucose salivar

A solução padrão de glucose foi diluída 10 vezes para estimar a concentração de glucose salivar na saliva. A saliva centrifugada (10 μl/) foi misturada com 1 mL de reagente GOD-POD de trabalho e incubada durante 5 minutos a 37°C em banho-maria. As leituras dos valores de absorvância do padrão (10 mg/dL) e da amostra de saliva contra o branco do reagente foram registadas a 510 nm num analisador semi-automatizado (72-75). A análise foi efectuada para o tripleto.

Estimativa da glucose sérica

O soro (10 μL) foi misturado com 1 mL do reagente GOD-POD de trabalho e incubado durante 5 minutos a 37°C em banho-maria. As leituras dos valores de absorvância da solução padrão de glucose (100 mg/dL) e do soro em relação ao branco do reagente foram registadas a 510 nm num analisador semi-automatizado (72-76). A análise foi efectuada para o tripleto.

3.4 ANÁLISE ESTATÍSTICA

No estudo, foi efectuado o *teste t de* Student para determinar a significância estatística da glucose salivar e da glucose no sangue entre pessoas de controlo e diabéticas (tipo I e II). As correlações foram estabelecidas utilizando o coeficiente de correlação de Pearson (r) para determinar se existe alguma relação entre a glucose salivar e a glucose no sangue.

Esta análise estatística foi efectuada utilizando o Microsoft office Excel 13, o GraphPad Prism 6 e o IBM SPSS Statistics versão 21.0. Para todos os testes, foi utilizado um valor de 'p' de 0,05 ou menos para significância estatística.

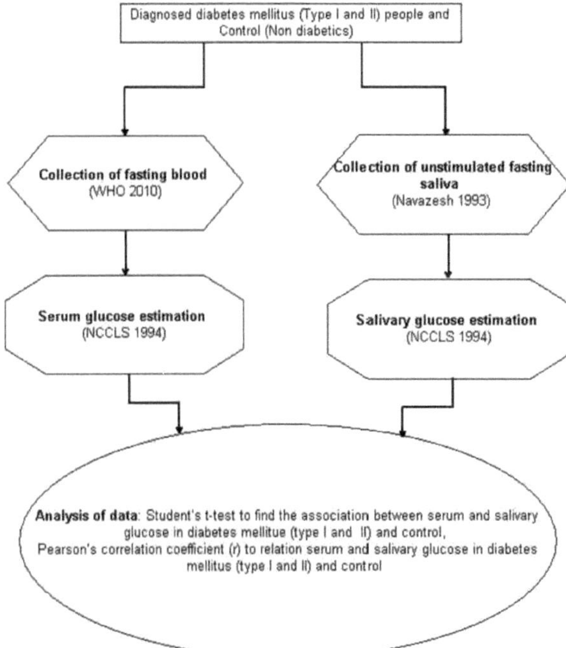

Fluxograma do procedimento global

CAPÍTULO 4

RESULTADOS

Neste estudo, foram envolvidos 300 participantes, distribuídos por três grupos: controlo, diabetes mellitus tipo I e diabetes mellitus tipo II, cada um composto por 100 participantes. Destes, 165 e 135 eram do sexo masculino e feminino, respetivamente. A Figura 2 mostra a categorização dos participantes do sexo masculino e feminino em cada grupo.

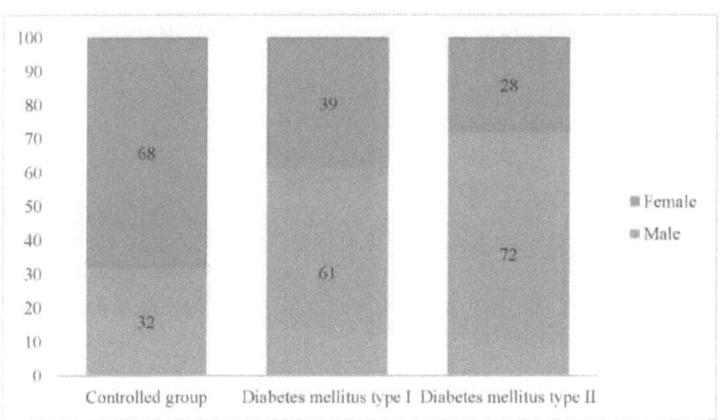

Fig. 2. Distribuição dos participantes por sexo

No grupo de homens de controlo, a mediana da concentração de glucose salivar sérica e não estimulada foi de 103 ± 13,46 mg/dL e 3,01 ± 1,87 mg/dL, respetivamente, enquanto no grupo de mulheres de controlo a mediana da concentração de glucose salivar sérica e não estimulada foi de 100 ± 14,49 mg/dL e 3,07 ± 2,16 mg/dL, respetivamente. Do mesmo modo, nos homens com diabetes mellitus tipo I, a concentração média de glucose salivar sérica e não estimulada foi de 159 ± 32,76 mg/dL e 16,87 ± 4,24 mg/dL, respetivamente, ao passo que, nas mulheres desta categoria, a concentração média de glucose salivar sérica e não estimulada foi de 165 ± 41,80 mg/dL e 16,27 ± 3,61 mg/dL, respetivamente. Além disso, nos homens com diabetes mellitus tipo II, a concentração mediana de glucose salivar sérica e não estimulada foi de 142 ± 24,03 mg/dL e 8,33 ± 6,00 mg/dL, respetivamente, enquanto nas mulheres deste grupo, a concentração mediana de glucose salivar sérica e não estimulada foi de 139 ± 15,08 mg/dL e 7,45 ± 3,35 mg/dL, respetivamente, como se pode ver nas figuras 3 e 4.

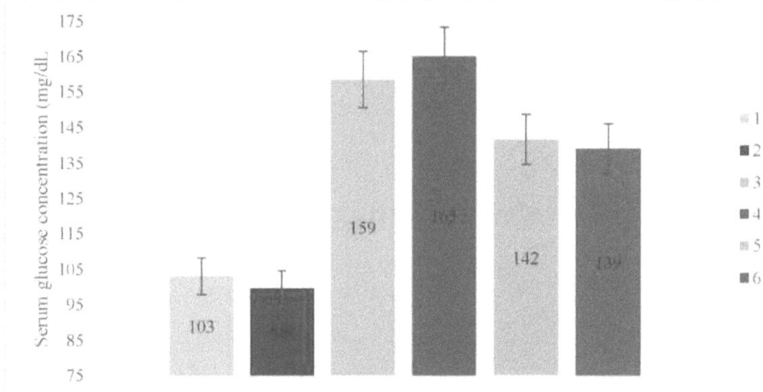

Fig. 3. Comparação da mediana da concentração sérica de glucose nos controlos e na diabetes mellitus (tipo I e II) *Nota; 1: Controlos do sexo masculino; 2; Controlos do sexo feminino, 3; Homens com diabetes mellitus tipo I, 4; Mulheres com diabetes mellitus tipo I, 5; Homens com diabetes mellitus tipo II, 6; Mulheres com diabetes mellitus tipo II*

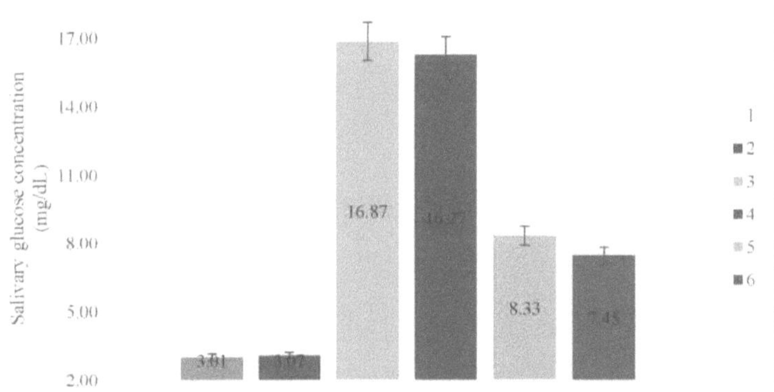

Fig. 4. Comparação da mediana da concentração de glucose salivar dos controlos, diabetes mellitus (tipo I e II) Nota; *1: Controlos do sexo masculino; 2; Controlos do sexo feminino, 3; Homens com diabetes mellitus tipo I, 4; Mulheres com diabetes mellitus tipo I, 5; Homens com diabetes mellitus tipo II, 6; Mulheres com diabetes mellitus tipo II*

O quadro 3 mostra que a concentração de glicose no soro na diabetes mellitus tipo I foi também notavelmente mais elevada ($p<0,001$) em comparação com o grupo de controlo, do mesmo modo que foi também notavelmente mais elevada ($p= 0,034$) na diabetes mellitus II do que nos controlos. Da mesma forma,

A concentração de glucose salivar não estimulada na diabetes mellitus tipo I foi também extraordinariamente mais elevada ($p= 0,001$) em comparação com os controlos. De igual modo, a concentração de glucose salivar não estimulada na diabetes mellitus tipo II foi também acentuadamente mais elevada ($p= 0,013$) na diabetes mellitus II do que nos controlos.

Tabela 3. Associação da glicose sérica e salivar entre a diabetes mellitus (tipo I e II) e os controlos

Grupo	*Teste* t *de* Student	
Parâmetros	Diabetes mellitus tipo I	Diabetes mellitus tipo II
Concentração de glucose no soro	<0.001	0.034
Concentração de glucose salivar não estimulada	0.001	0.013

Nota: O teste t de Student é significativo ao nível de 0,05 (bicaudal), N= 100 para cada grupo

Além disso, para perceber se a concentração de glicose sérica está associada à concentração de glicose salivar não estimulada no grupo de controlo e na diabetes mellitus (tipo I e II), a relação estatística foi testada através da correlação de Pearson com intervalos de confiança de 99%. A Tabela 4 mostra que tanto a concentração de glicose no soro como a concentração de glicose salivar não estimulada tiveram uma forte relação positiva digna de nota nos controlos ($r= 0,667$, $p<0,01$) e na diabetes mellitus tipo II ($r= 0,699$, $p<0,01$), enquanto que uma relação progressiva moderada foi significativa na diabetes mellitus tipo I ($r= 0,504$, $p<0,01$).

Tabela 4. Relação da glicose sérica e salivar entre controlos, diabetes mellitus (tipo I e II)

Grupo	Parâmetros	Pearson's correlação (r)	Força da relação

Controlos	Glicose sérica	0.667	Fortemente positivo
	Glicose salivar não estimulada		
Diabetes mellitus tipo I	Glicose sérica	0.504	Moderado positivo
	Glicose salivar não estimulada		
Diabetes mellitus tipo II	Glicose sérica	0.699	Fortemente positivo
	Glicose salivar não estimulada		

A correlação é significativa ao nível de 0,01 (bicaudal), N= 100 para cada grupo

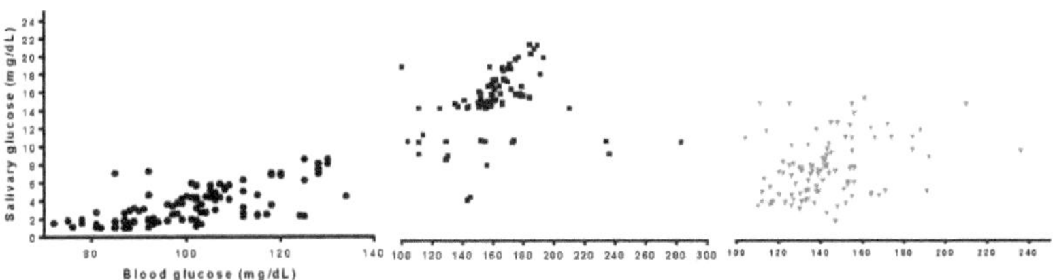

Fig. 5. Associação da glicose sérica e salivar entre controlos, diabetes mellitus (tipo I e II)

Nota: A correlação é significativa ao nível de 0,01 (bicaudal), N= 100 para cada grupo

CAPÍTULO 5

DISCUSSÃO

A saliva inteira é mais frequentemente estudada para análise salivar de distúrbios sistémicos (77). A saliva total não estimulada tem sido utilizada na maioria dos estudos de diagnóstico porque a saliva total estimulada é menos adequada para aplicações de diagnóstico, uma vez que as substâncias estranhas utilizadas para estimular a saliva tendem a modular o pH do fluido e geralmente estimulam a fase aquosa da secreção da saliva, resultando numa diluição da concentração de moléculas de interesse (78). No presente estudo, foi encontrada glicose na saliva de diabéticos (tipo I e II) e de controlos e a concentração de glicose salivar aumentou com um aumento da concentração de glicose sérica, tanto em diabéticos como em controlos, tal como noutro estudo (79).

No presente estudo, os participantes foram agrupados em três categorias: controlos, diabetes mellitus tipo I e II e as suas concentrações de glucose sérica em jejum e salivar em jejum não estimulada também foram relacionadas. Aqui, a glucose sérica em jejum foi mais elevada na diabetes mellitus (tipo I e II) do que nos controlos; a diferença foi estatisticamente muito significativa ($p<$ 0,001 e $p=$ 0,034, respetivamente). Da mesma forma, a glicose salivar em jejum também foi mais elevada na diabetes mellitus (tipo I e II) do que nos controlos; a diferença foi muito significativa ($p=$ 0,001 e $p=$ 0,013, respetivamente). Numerosos investigadores relataram a presença de glicose na saliva de doentes diabéticos e outros autores relataram aumentos nos níveis de glicose salivar em doentes com diabetes mellitus em comparação com os controlos (78, 80-93).

Por outro lado, dois estudos concluíram que a concentração de glucose salivar não reflectia a concentração de glucose no sangue (87, 94) e também que a concentração de glucose salivar de 76,4% dos doentes diabéticos estava dentro dos limites normais (77). A mediana da concentração de glucose salivar na diabetes mellitus tipo I e na diabetes mellitus tipo II (16,57 mg/dL e 7,74 mg/dL, respetivamente) foi significativamente mais elevada do que a concentração nos controlos (3,04 mg/dL) no presente estudo. Isto estava de acordo com estudos realizados por outros investigadores (90, 91, 95, 96), no entanto, numa investigação foi observada uma diferença significativa entre diabéticos e controlos (78). Neste estudo, a concentração de glucose salivar aumentou com o aumento da concentração de glucose sérica, tanto nos diabéticos como nos controlos (79).

Foi encontrada uma forte correlação positiva entre a glicose sérica e a glicose salivar não estimulada nos controlos ($r= 0,667$, $p< 0,01$) e na diabetes mellitus II ($r= 0,699$, $p< 0,01$). Verificou-se uma correlação positiva moderada entre a concentração sérica em jejum e a concentração de glucose salivar não estimulada na diabetes mellitus tipo I, tendo esta correlação sido considerada estatisticamente associada ($r= 0,504$, $p< 0,01$). À semelhança deste estudo, outros estudos também encontraram uma correlação positiva entre a glicose salivar e a glicose sérica (Naik, 2011). No entanto, em contraste com este estudo, poucos casos não conseguiram estabelecer uma correlação entre a glucose salivar e a glucose sérica (77, 83, 94). Até Englander et al expressaram dúvidas quanto à substituição do sangue pela secreção parotídea no diagnóstico da diabetes mellitus, devido aos seus níveis mais baixos de concentração de glucose (81). Por outro lado, Hegde et al e Darwazeh et al encontraram uma correlação significativa apenas em participantes diabéticos (85, 97).

CAPÍTULO 6

CONCLUSÕES E RECOMENDAÇÕES

5.1 CONCLUSÕES

A concentração mais elevada de glucose salivar foi segregada na diabetes mellitus em comparação com o grupo de controlo. Assim, a glucose salivar aparece como um indicador da concentração de glucose sérica em doentes diabéticos. Assim, pode concluir-se que a concentração de glucose salivar em jejum pode ser utilizada como um diagnóstico não invasivo, bem como uma ferramenta de monitorização para avaliar o estado glicémico dos doentes com diabetes mellitus.

5.2 RECOMENDAÇÃO

Para estabelecer a estimativa da glicose salivar como um instrumento de diagnóstico e monitorização da diabetes mellitus, são necessários mais estudos em populações maiores e em várias áreas geográficas para avaliar o instrumento do estado glicémico dos doentes com diabetes mellitus. Além disso, para promover a glicose salivar como instrumento, é necessário avaliar a glicose salivar em jejum e ao acaso.

REFERÊNCIAS

1. Kaufman E, Lamster IB. As aplicações de diagnóstico da saliva: uma revisão. Crit Rev Oral Biol Med. 2002;13:197-212.

2.   Navazesh M. Methods for collecting saliva. Ann N Y Acad Sci. 1993;694:72-7.

3.   Axell T. A mucosa oral como espelho da saúde ou doença geral. Scand J Dent
Res. 1992;100:9-16.

4.   Mandel ID. O papel da saliva na manutenção da homeostase oral. J Am Dent Assoc. 1989;119:298-304.

5.   Navazesh M, Christensen CM. A comparison of whole mouth resting and stimulated salivary measurement procedures. J Dent Res. 1982;61:1158-62.

6.   Valdez IH, Fox PC. Diagnóstico e tratamento da disfunção salivar. Crit Rev Oral Biol Med. 1993;4:271-7.

7.   Wolff A, Begleiter A, Moskona D. Um novo sistema de recolha de saliva submandibular/sublingual humana. J Dent Res. 1997;76:1782-6.

8.   Ericson T, Pruitt K, Wedel H. A reação de substâncias salivares com bactérias. J Oral Pathol. 1975;4:307-23.

9.   Ligtenberg AJM, Walgreen-Weterings E, Veerman E, dSoet-II G, de-Graaff J, Nieuw-Amerongen AV. Influence of saliva on the aggregation and adherence of Streptococcus gordonii HG222. Infect Immun. 1992;60:3878-84.

10.   Mandel ID, Ellison SA. The biological significance of the nonimmunoglobulin defense factors in: O sistema lactoperoxidase: Chemistry and biological significance. 1985:1-14.

11.   Fox PC, Vander-Ven PF, Sonies BC, Weiffenbach JM, Baum BJ. Xerostomia: Avaliação de um sintoma com importância crescente. J Am Dent Assoc. 1992;110:519-25.

12.   Sreebny LM. Salivary flow in health and disease (Fluxo salivar na saúde e na doença). Compend Suppl. 1989:S461- 9.

13.   Chiappin S, Antonelli G, Gatti R, De Palo EF. Amostra de saliva: Uma nova ferramenta laboratorial para a investigação básica e de diagnóstico. Clin Chim Ata. 2007;383:30- 40.

14.   Yamagiwa M, Takeuchi K, Harada T, Sakakura Y. Uma medição simples do fluxo salivar da parótida utilizando um material de absorção rápida. Am J Otolaryngol. 1991;12:272- 7.

15.   Riad-Fahmi D, Read GF, Walker RF, Griffiths K. Steroids in saliva for assessing endocrine function. Endocrine Rev. 1982;3:367-95.

16.   Stephen KW, Lamb AB, McCrossan J. Um aparelho modificado para a recolha de saliva submandibular e sublingual humana. Arch Oral Biol. 1978;23:835-7.

17.   Ferguson DB. Utilizações actuais de diagnóstico da saliva. J Dent Res. 1987;66:420-4.

18.   Shiba A, Sano K, Nakao M, Hayashi T. Um novo método de recolha de saliva das glândulas palatinas humanas para estudo electroforético. Arch Oral Biol. 1980;25:503-4.

19.   Williams RC, Gibbons RJ. Inibição da ligação estreptocócica a receptores em células epiteliais humanas por glândulas salivares

antigenicamente semelhantes. Infect Immun 1975;11:711-8.

20. Tumilasci OR, Arqueros MC, Ostuni MA, el Tamer E, Houssay AB. Anticorpos do recetor da tirotropina na saliva da parótida. J Endocrinol Invest. 1996;19:412-4.

21. Shannon IL, Prigmore JR, Chauncey HH. Dispositivo Carlson-Crittenden modificado para a recolha de fluido parotídeo. J Dent Res. 1962;41:778-83.

22. Rischel WA, Thompson GA. Monitorização das concentrações de fármacos na saliva: um procedimento farmacocinético não invasivo. Meth Find Exptl Clin Pharmacol. 1983;5:511-25.

23. Malathi L, Rajesh E, Aravindha N, Jimson S. A saliva como ferramenta de diagnóstico. Biomedical & Pharmacology Journal 2016;9(2):867-70.

24. Farnaud SJC, Kosti O, Getting SJ, Renshaw D. Saliva: Physiology and diagnostic potential in health and disease (Saliva: Fisiologia e potencial de diagnóstico na saúde e na doença). Thescientificworldjournal 2010;10:434-56.

25. Young JA, Van-Lennep EW. O processo de secreção de produtos orgânicos. The morphology of salivary glands (A morfologia das glândulas salivares). Londres, Reino Unido: Academic Press; 1978. p. 124-44.

26. Castle D. Cell biology of salivary protein secretion (Biologia celular da secreção de proteínas salivares). In: Dobrosielski-Vergona K, editor. Biology of the salivary glands (Biologia das glândulas salivares). Boca Raton, FL: CRC Press Inc.; 1993. p. 81-104.

27.	Whelton H. Introdução: A anatomia e a fisiologia das glândulas salivares. 2010:1-5.

28.	Pandey AK. Physiology of Saliva: An Overview. Jornal de Odontologia da Indonésia. 2014;21(1):32-8.

29.	Marieb EN, Hoehn K. Human anatomy and physiology (Anatomia e fisiologia humanas). 8 ed: Benjamin Cummings; 2009.

30.	Martini FH, Nath JL. Fundamentos de anatomia e fisiologia. 8 ed: Benjamin Cummings; 2009.

31.	Garnowicz A, Bielawaska A, Bielawski K. Proinflammatory cytokines in saliva of adolescents with dental caries disease. Ann Agric Environ Med. 2012;19:711-16.

32.	Groschl M. The physiological role of hormones in saliva (O papel fisiológico das hormonas na saliva). Bioessays. 2009;31(8):843-52.

33.	Vining RF, McGinley RA, Symons RG. Hormonas na saliva: Modo de entrada e consequentes implicações para a interpretação clínica. Clin Chem. 1983;29(10):1752-6.

34.	Cunha-Cruz J, Scott J, Rothen M, Mancl L, Lawhorn T, Brossel K, et al. Características salivares e cárie dentária: evidências de práticas dentárias gerais. J Am Dent Assoc. 2013;144(5):e31-40.

35.	Docray GJ. Luminal sensing in the gut: Uma visão geral. J Physiol Pharmacol 2004;54:9-17.

36.	Duggal MS, Chawla HS, Curzon ME. A study of the relationship between trace elements in saliva and dental caries in children Arch Oral

Biol. 1991;36:881-84.

37.   Ekstrom J, Ekman R, Hakanson R. Calcitonin gene related peptide in rat salivary glands: Localização neuronal, depleção após estimulação nervosa e efeito na salivação em relação à substância p. Neuroscience. 1988;26:933-49.

38.   Ekstrom J, Aszlely A, Tobin G. Parasympathetic nonadrenergic noncholinergic mechanisms in salivary glands and their role in reflex secretion. Eur J Morphol. 1998;36:208-12.

39.   Elson AE, Doston CD, Egan JM, Munger SD. A sinalização do glucagon modulou a capacidade de resposta ao sabor doce. FASEB J. 2010;24:3960-69.

40.   Enberg N, Alho H, Loimaranta V, Lenander-Lumikari M. Saliva flow rate, amylase activity, and protein and electrolyte concentrations in saliva after acute alcohol consumption. Oral Surg Oral Med Oral Pathol Oral Radiol Endod. 2001;92(3):292-8.

41.   Fejereskov O, Kidd E. Cárie dentária: The disease and its clinical management 1ª ed. Oxford Blackwell Munksgaard Ltd; 2003.

42.   Fujikawa H, Matsuyama K, Uchiyama A, Nakashima S, Ujire T. Influência de macromoléculas salivares e flúor na remineralização de lesões de esmalte *in vitro*. Caries Res. 2008;42:37-45.

43.   Choussain-Miller C, Fioretti F, Goldberg M, Menashi S. The role of matrix metalloproteinases in human caries J Dent Res 2006;85:22-32.

44.   Gabriel MO, Grunheid T, Zentner A. Glycosylation pattern and cell

attachment-inibiting property of human salivary mucins. J Periodontol. 2005;76(7):1175-81.

45.   Garcia-Godov F, Hicks MJ. Manter a integridade da superfície do esmalte: O papel do biofilme dentário, da saliva e dos agentes preventivos na desmineralização e remineralização do esmalte. J Am Dent Assoc 2008;139:S25-34.

46.   Garett JR. O papel correto dos nervos na secreção salivar: Uma revisão. J Dent Res. 1987;66:387-97.

47.   Dennis EL. Introdução às glândulas salivares. In: ciências Dobm, editor. 2014. p. 36-40.

48.   Greabu M, Battino M, Mohora M. Saliva: Uma janela de diagnóstico para o corpo, tanto na saúde como na doença. J Med Life. 2009;2(2):124-32.

49.   Grupo de Trabalho 10 da FDI, Núcleo. Saliva: O seu papel na saúde e na doença. Int Dent J. 1992;42:287-304.

50.   Fox PC. Composição da saliva e sua importância na saúde dentária. Compend Suppl. 1989:S457-60.

51.   Bogdan Calenic MG. Saliva: Um fluido de diagnóstico para doenças orais e gerais. Química orgânica: Investigação atual. 2014;4(1):130-4.

52.   Malathi N, Mythili S, Vasanthi HR. Diagnóstico salivar: uma breve revisão. ISRN Dent. 2014;2014:158786.

53.   Pfaffe T, Cooper-White J, Beyerlein P, Kostner K, Punyadeera C. Diagnostic potential of saliva: current state and future applications. Clin

Chem. 2011;57(5):675- 87.

54.   Malamud D. A saliva como fluido de diagnóstico. Dent Clin North Am. 2011;55(1):159- 78.

55.   Streckfus CF, Bigler LR. A saliva como fluido de diagnóstico. Oral Dis. 2002;8(2):69- 76.

56.   Ellison SA, Mashimo PA, Mandel ID. Estudos imunoquímicos da saliva humana. I. A demonstração de proteínas séricas na saliva inteira e parótida. J Dent Res. 1960;39:892-8.

57.   Silvia C, Giorgia A, Rosalba G, Elio F, De P. Amostra de saliva: Um novo laboratório
ferramenta para diagnóstico e investigação básica. Clin Chim Ata. 2007;383(1-2):30-40.

58.   Major CJ, Read SE, Coates RA, Francis A, McLaughlin BJ, Millson M, et al. Comparação da saliva e do sangue para o teste de prevalência do vírus da imunodeficiência humana. J Infect Dis. 1991;163(4):699-702.

59.   Turner-Cobb JM, Rixon L, Jessop DS. A prospective study of diurnal cortisol responses to the social experience of school transition in four-year-old children: Antecipação, exposição e adaptação. Dev Psychobiol. 2008;50(4):377-89.

60.   Thorn L, Hucklebridge F, Evans P, Clow A. The cortisol awakening response, seasonality, stress and arousal: a study of trait and state influences. Psychoneuroendocrinology. 2009;34(3):299-306.

61.   Lee YH, Wong DT. Saliva: um biofluido emergente para a deteção

precoce de doenças. Am J Dent. 2009;22(4):241-8.

62. Drobitch RK, Svensson CK. Monitorização de medicamentos terapêuticos na saliva. Uma atualização. Clin Pharmacokinet. 1992;23(5):365-79.

63. Haeckel R. Factores que influenciam a relação saliva/plasma dos medicamentos. Ann N Y Acad Sci. 1993;694:128-42.

64. Jusko WJ, Milsap RL. Pharmacokinetic principles of drug distribution in saliva (Princípios farmacocinéticos da distribuição de medicamentos na saliva). Ann N Y Acad Sci. 1993;694:36-47.

65. Haeckel R, Hanecke P. Application of saliva for drug monitoring. Um modelo in vivo para o transporte transmembranar. Eur J Clin Chem Clin Biochem. 1996;34(3):171- 91.

66. Fabian TK, Fejerdy P, Csermely P. Genómica, transcriptómica e proteómica salivares: O conceito emergente do ecossistema oral e a sua utilização no diagnóstico precoce do cancro e de outras doenças. Curr Genomics. 2008;9:11-21.

67. Giannobile WV, Beikler T, Kinney JS, Ramseier CA, Morelli T. A saliva como ferramenta de diagnóstico da doença periodontal: estado atual e direcções futuras. Periodontol 2000. 2009;50:52-64.

68. Goncalves LR, Soares MR, Nogueira FC, Garcia C, Camisasca DR. Análise proteómica comparativa da saliva total de pacientes com periodontite crónica. J Proteomics. 2010;73:1334-41.

69. Sheen RJ, Fox PC, Cain JL, Li SH. Um método para medir o fluxo de

saliva nas glândulas salivares menores. J Dent Res. 1990;69:1146-49.

70. ECDCDM. Relatório do comité de peritos sobre o diagnóstico e a classificação da diabetes mellitus. Diabetes Care. 2002;25(1):S5-20.

71. OMS. Organização Mundial de Saúde. 1211 Genebra 27, Suíça: Imprensa da OMS, 2010.

72. Sashikumar R, Kannan R. Níveis de glucose salivar e presença de cândida oral em diabéticos de tipo II. Oral Surg Oral Med Oral Pathol Oral Radiol Endod. 2010;109:706-11.

73. Bergmayer HV. Métodos de análise enzimática1974.

74. Trinder P. Annals clinical biochemistry1969.

75. Young DS. Química clínica1975.

76. NCCLS. Comité Nacional de Normas de Laboratórios Clínicos. Directrizes aprovadas. Villanova, PA Publicação C28-A do NCCLS, 1994.

77. Carda C, Mosquera-Lloreda N, Salom L, Gomez de Ferraris ME, Peydro A. Distúrbios salivares estruturais e funcionais em pacientes diabéticos tipo 2. Med Oral Patol Oral Cir Bucal. 2006;11(4):E309-14.

78. Carlson AJ, Ryan JG. Glucose in saliva. Am J Physiol 1908;21:301-9.

79. Gupta S, Sandhu SV, Bansal H, Sharma D. Comparação entre os níveis salivar e sérico de
níveis de glucose em doentes diabéticos. J Diabetes Sci Technol. 2015;9(1):91-6.

80. Panda A, Venkatapathy R, Nirima O. Estimativa da glucose na

secreção salivar de doentes com diabetes mellitus. Diabetes, síndrome metabólica e obesidade: Targets and therapy. 2012;5:149-54.

81.   Englander HR, Jeffay AI, Fuller JB, Chauncey HH. Concentrações de glicose no plasma sanguíneo e na saliva parotídea de indivíduos com e sem diabetes mellitus. J Dent Res 1963;42:1246.

82.   Reuterving CO, Reuterving G, Huigg E, Ericson T. Taxa de fluxo salivar e concentração de glucose salivar em doentes com diabetes mellitus: Influência da gravidade da diabetes. Diabete Metab. 1987;13:457-62.

83.   Ben-Aryeh H, Cohen M, Kanter Y, Szargel R, Laufer D. Salivary composition in diabetic patients. J Diabet Complications. 1988;2(2):96-9.

84.   Thorstensson H, Falk H, Hugoson A, Olsson J. Alguns factores salivares em diabéticos insulinodependentes. Ata Odontol Scand. 1987;47(3):175-83.

85.   Darwazeh AM, MacFarlane TW, McCuish A, Lamey PJ. Mixed salivary glucose levels and candidal carriage in patients with diabetes mellitus. J Oral Pathol Med. 1991;20:280-3.

86.   Belazi MA, Galli-Tsinopoulou A, Drakoulakos D, Fleva A, Papanayiotou PH. Alterações salivares na diabetes mellitus insulino-dependente. Int J Paediatr Dent. 1998;8(1):29-33.

87.   Amer S, Yousuf M, Siddqiui PQ, Alam J. Concentrações de glucose salivar em doentes com diabetes mellitus: Uma técnica minimamente invasiva para monitorizar os níveis de glucose no sangue. Pak J Pharm Sci. 2001;14(1):33-7.

88. Lopez ME, Colloca ME, Paez RG, Schallmach JN, Koss MA, Chervonagura A. Características salivares de crianças diabéticas. Braz Dent J. 2003;14(1):26-31.

89. Sreedevi, Shashikanth MC, Shambulingappa P. Comparação da glucose sérica e da glucose salivar em doentes diabéticos. Jornal da Academia Indiana de Medicina Oral e Radiologia. 2008;20(1):9-13.

90. Jurysta C, Bulur N, Oguzhan B, Satman I, Yilmaz TM, Malaisse WJ, et al. Concentração e excreção de glucose salivar em indivíduos normais e diabéticos. J Biomed Biotechnol. 2009;2009:430426.

91. Aydin S. A comparison of gherlin, glucose, alfa-amylase and protein levels in saliva from diabetics. J Biochem Mol Biol 2007;40(1):29-35.

92. Bernardi MJ, Reis A, Loguercio AD, Kehrig R, Leite MF, Nicolau J. Estudo da capacidade tampão, pH e fluxo salivar em pacientes diabéticos tipo 2 bem controlados e mal controlados. Saúde Oral Prev Dent. 2007;5(1):73-8.

93. Moteiro AMD, Araujo RPC, Gomes FIS. Diabetes mellitus tipo 2 e Doença Periodontal. 2002 50:50-4.

94. Forbat LN, Collins RE, Maskell GK, Sonksen PH. Glucose concentrations in parotid fluid and venous blood of patients attending a diabetic clinic. J R Soc Med. 1981;74:725-8.

95. Vasconcelos AC, Soares MS, Almeida PC, Soares TC. Estudo comparativo da concentração de glicose salivar e sanguínea em pacientes diabéticos tipo 2. J Oral Sci. 2015;52(3):293-8.

96.   Naik VV, Satpathy Y, Pilli GS, Mishra MN. Comparação e correlação dos níveis de glucose no soro e na saliva de pacientes com diabetes mellitus. Indian J Pub Health Res Dev 2011;2(1):103-5.

97.   Hegde A, Shenoy R, D'Mello P, Smitha A, Tintu A, Manjrekar P. Marcadores alternativos do estado glicémico na diabetes mellitus. Biomed Res 2010;21(3):252-6.

APÊNDICES

APÊNDICES I: Lista de reagentes, material de vidro e equipamento utilizado

Reagentes
     Kits GOP POD   ACCUEEX Biomedical Pvt. Ltd.
Artigos de vidro
     Tubos de ensaio (10 mL)   Borosil® tubo de ensaio
Equipamento
     Micropipeta (10 µL)   Garantir 09093431
     Micropipeta (100 - 1000 µL   SCILOGEX

     Analisador semi-automático   Erba Diagnostics Mannheim GmbH,

               CHEM-5v3
     Centrífuga serológica   Vitro® máquina

     Banho de água serológico   Indosati equipamento científico de laboratório (37°C)

Outros

Tubo Eppendorf	Tubos Eppendorf® 3810X
Recipiente esterilizado (5 ml)	Potes para mini amostras, N.º do produto: EM00004

Seringa descartável com Agulha   Luer Slip

APÊNDICES II: Componentes e concentração da solução de trabalho GOD-POD

Componente	Concentração
Tampão de fosfato (pH: 7,0)	120 mmol/L
Glucose oxidase	> 5000IU/L
Peroxidase	1050 UI/L
4-Aminoantipirina	0,2 mmol/L
Fenol	11 mmol/L
Estabilizador e ingredientes inactivos	

APÊNDICES III: Lista de fotografias

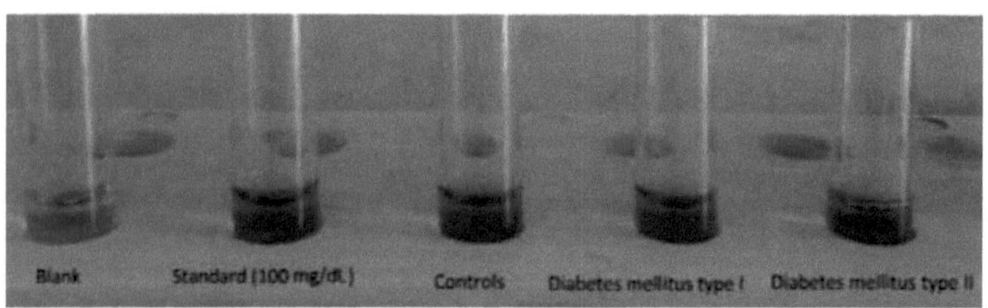

Fotografia 1. Corante vermelho produzido em várias amostras de soro no método GOP POD

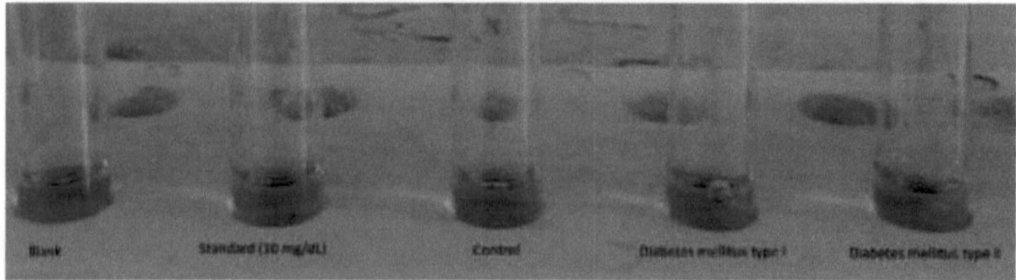

Fotografia 2. Corante vermelho produzido em várias amostras de saliva no método GOP POD

APÊNDICES IV: Princípio do método GOD-POD

A glicose oxidase (GOD) converte a glicose em ácido glucónico. O peróxido de hidrogénio formado nesta reação, na presença da peroxidase (POD), acopla-se oxidativamente à 4- aminoantipirina e ao fenol para produzir o corante vermelho quinonimina. Este corante tem um máximo de absorção a 505 nm (500 - 550 nm). A intensidade da cor produzida é diretamente proporcional à concentração de glucose na amostra em causa.

APÊNDICES V: Questionário

Sample code	Age/Sex		Mobile/Phone

Address		History of any disease	

Fasting glucose		Salivary glucose	

Smoking habit   Never   ☐   Ex-   ☐   Currently   ☐   /day   ☐

Tobacco chewing   Never   ☐   Ex-   ☐   Currently   ☐   /day   ☐

Data collection sheet: Type of volunteer:

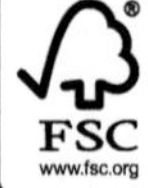

Printed by Books on Demand GmbH, Norderstedt / Germany